TRAITEMEMT CURATIF

DU CHOLÉRA,

Au point de vue :

1º **DE LA PRATIQUE**;
2º **DE LA THÉRAPEUTIQUE**;
3º **DE LA PHYSIOLOGIE**;
4º **DE LA CHIMIE**;

PAR

A. BOUDARD,

PHARMACIEN-EXPERT PRÈS LES TRIBUNAUX , MEMBRE DU JURY

MÉDICAL DE LA NIÈVRE , MEMBRE DE PLUSIEURS

SOCIÉTÉS SAVANTES, AUTEUR DE

PLUSIEURS MÉMOIRES

SCIENTIFIQUES.

1854

CLAMECY,

IMPRIMERIE DE CÉGRÉTIN.

TRAITEMENT CURATIF

DU CHOLÉRA,

Au point de vue :

1° DE LA PRATIQUE;
2° DE LA THÉRAPEUTIQUE;
5° DE LA PHYSIOLOGIE;
4° DE LA CHIMIE;

PAR

A. BOUDARD,

Pharmacien-expert près les Tribunaux, Membre du Jury médical de la Nièvre, Membre de plusieurs Sociétés savantes, auteur de plusieurs Mémoires scientifiques.

1854

A M. DELANGLE,

SÉNATEUR, PREMIER PRÉSIDENT PRÈS LA COUR IMPÉRIALE, ETC.

Monsieur et cher parent,

Je vous dois tout ce que je suis, par conséquent, tout ce que je crois faire en bien, vous revient de droit : accueillez donc, je vous prie, ce Mémoire comme l'expression de ma sincère reconnaissance.

Votre très-humble et tout dévoué neveu;

A. BOUDARD.

TRAITEMENT CURAFIF

DU

GHOLÉRA,

AU POINT DE VUE DE LA PRATIQUE ,
DE LA THÉRAPEUTIQUE , DE LA
PYSIOLOGIE ET DE
LA CHIMIE.

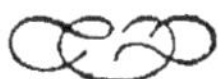

Aujourd'hui que le choléra nous menace de faire élection de domicile parmi nous, tout homme de l'art doit communiquer à ses collègues, à son pays, les résultats authentiquement obtenus à l'aide de tel ou tel moyen, afin d'éclairer les gens du monde, et afin de prémunir les masses trop crédules contre l'ignorance et la cupidité du charlatanisme.

Pour aborder un semblable sujet, il me faudrait, je le sais, avoir un nom plus connu, habiter une localité plus importante; mais ces désavantages de nom et de position n'infirment en aucune façon la vérité qui est une, et les faits qui parlent d'eux-mêmes. Ainsi, les personnes qui font de l'opposition systématique, les personnes qui, à l'aide de différents sophismes, ont le talent de tout embrouiller, ne pourront rien contre ce que je vais avancer, parce que les faits sont là faciles à constater, faciles à vérifier de nouveau.

Frère d'un médecin qui est allé étudier le choléra en Pologne, en 1832, par ordre du Gouvernement, il m'a été facile d'étudier la question depuis son origine et dans tous ses premiers développements. Plus tard, en 1849, je me trouvai, comme interne à l'Hôtel-Dieu de Paris, pendant tout le cours de l'épidémie. Avec de pareils antécédants, on m'accordera, je l'espère, d'être au courant de la question et d'avoir pu recueillir une foule d'observations plus ou moins intéressantes.

Pour ne pas abuser de la patience de mes lecteurs, je me garderai bien de passer en revue tout ce qui a été dit, tout ce qui a été écrit sur le choléra; par la même raison, je passerai légèrement sur les séances cholériformes des différentes sociétés savantes.

La grande question dont s'occupent aujourd'hui les sociétés savantes, est de savoir si le choléra est contagieux ou non contagieux. Comme toujours, en pareille circonstance, les savants sont peu d'accord; plusieurs, tels que MM. Brochard et Velpeau, veulent qu'il soit contagieux; d'autres veulent qu'il ne soit point contagieux, et le choléra n'en continue pas moins ses ravages.

Une autre question, aussi très importante, dont s'occupent les réunions scientifiques, est celle-ci : « Le choléra est il occasionné par un miasme *inanimé* ou par un miasme *animé?* En un mot, doit-on le considérer comme un *Virus*, ou ne doit-on pas le considérer comme tel? »

Scientifiquement parlant, ces deux questions n'en constituent réellement qu'une seule et unique, et, malgré l'obscurité de mon nom , je me permettrai d'exprimer ma pensée, qui puise toute sa force dans des faits acquis à la science.

Quand l'air qui nous entoure et que nous respirons est pur, normal, il ne renferme aucun gaz délétère, aucun miasme inanimé ou animé; en un mot, il ne renferme aucun *Virus*.

Quand ce même air n'est par pur, n'est pas normal, quand il occasionne chez l'homme des indispositions ou des maladies, nous disons qu'il est miasmatique. Quand l'air n'est pas pur, quand son altération va jusqu'a devenir délétère, il peut être simplement vicié dans sa composition, par la présence de vapeurs ou de gaz nuisibles à la santé, et il renferme alors des miasmes *inanimés*; ou bien il peut être profondément vicié, et il renferme alors des miasmes *animés*, ou un *Virus animé*.

Quand l'air est simplement vicié, quand il renferme seulement des miasmes *inanimés*, il nous occasionne des maladies accidentelles non contagieuses.

Ces maladies cessent quand la cause d'altération vient à cesser. Ainsi, les fièvres intermittentes, qui sont occasionnées par les exhalaisons qui se dégagent des marais, sont accidentelles, elles ne sont pas contagieuses, communicables, transmissibles, elles ne voyagent pas; la cause, une fois éteinte, l'effet ne se reproduit pas, il se borne à la localité même où la cause est née. Le miasme est donc *inanimé*, il reste sans postérité dans l'individu, sans donner naissance à d'autres miasmes semblables à lui. Il en est de même des venins des Crotales , des poisons minéraux et végétaux ; il en est de même des asphyxies par le gaz du charbon, par le gaz des mines , par le gaz des fosses d'aisances , etc.

Mais quand l'air est profondément vicié, oh, alors! il renferme des animalcules ou un *Virus animé*.

Ce *Virus animé* est visible ou invisible relativement à nos instruments d'optique.

Visible ou invisible, ce *Virus* existe et il engendre des maladies nécessairement contagieuses.

Tout le monde admet bien certaines épidémies qui attaquent les plantes. Ces maladies épidémiques sont produites par des myriades d'animalcules parasites qni attaquent les végétaux pour s'en nourrir et pour s'y développer. Nous voilà en relation avec ce que l'on appelle l'Oïdium, qui attaque les pommes de terre, la vigne, l'olivier, le houblon , la betterave, la carotte etc. Ne peut-il pas en être de même à l'égard des animaux et même à l'égard de l'homme? n'avons nous pas les Epizooties pour les animaux? Je prendrai pour exemple la Cachexie aqueuse avec ses Douves hépatiques qui, en se multipliant à l'infini dans le foie de la race ovine, finissent par désorganiser ce viscère et par occasionner la mort.

Chez l'homme nous voyons tout de suite la gale avec son Ciron.

Un *Virus animé*, visible ou invisible, se fait toujours remarquer par trois caractères essentiels et indélébiles : «la contagion, l'incubation et la multiplication,»

Toutes les causes morbides qui offriront ces trois caractères devront être attribuées à un *Virus animé*, qu'il soit visible ou non, et ce virus sera nécessairement contagieux ou transmissible, immédiatement ou médiatement.

Les principales maladies virulentes qui se remarquent chez l'homme sont les suivantes : la gale, la syphilis, la rage, la variole, la vaccine, la rougeole, la scarlatine, la teigne, la suette, la lèpre, la pellagre, la fièvre jaune (ou Typhus d'Amérique), la peste (ou Typhus d'Orient), et j'ajoute, moi, le Choléra (ou Typhus d'Asie).

Toutes ces maladies contagieuses et voyageuses sont donc dues à un miasme *animé*, ou, si on aime mieux, à un *Virus*, visible ou non, peu importe, puisque le monde microscopique nous est presque complètement inconnu. Avant de prouver que le choléra est nécessairement contagieux, rassurons l'opinion publique sur le mot *contagion*. En 1832, en Pologne, mon frère, le docteur Boudard, a prouvé que le choléra n'était pas contagieux par le toucher, en portant, pendant trois jours, la chemise d'un individu mort du choléra. A son retour en France, il fut décoré de la Légion-d'Honneur, et à juste titre sans aucun doute. Mais de ce que le choléra n'est pas contagieux par le *toucher*, comme la gale, il ne s'en suit pas qu'il ne soit pas contagieux, comme nous allons le voir.

Incontestablement le choléra n'est pas contagieux par le toucher, c'est prouvé; mais, par l'intermède de l'air, je dis que le choléra est contagieux.

En effet, si la gale est contagieuse par le contact, par le toucher, cela tient à ce que l'animalcule qui la détermine siége et se développe exclusivement sous notre derme; mais le Virus cholérique lui, ne siége pas, ne se développe pas dans l'épiderme, il siége, au contraire, dans la muqueuse interne. L'air est le seul agent qui puisse le déposer chez nous; il le dépose sur la muqueuse bronchique.

Le Virus, une fois déposé, gagne la région qui lui offre les conditions les plus favorables à son développement sur la muqueuse, comme fait le citron sur l'épiderme.

Quand nous voyons le choléra enlever entièrement une nombreuse famille, les nombreux habitants de toute une maison, de tout un quartier, il faut nécessairement en conclure la contagion par l'intermède de l'air, seul et unique milieu dans lequel puissent se trouver les membres d'une famille, les différents locataires d'une maison, les habitants de tout un quartier : les exceptions que sème çà et là le choléra n'infirment pas la règle. Physiquement et moralement, nous sommes tous plus ou moins impressionnables : je puis prendre la gale, la syphilis, là où un autre ne prendra rien et où un troisième trouvera néanmoins à prendre.

Ainsi donc, bornant mon sujet à la question du choléra, ou Typhus d'Asie, je dis: le choléra est occasionné par un germe *(omnio ex ovo)*, que nous appelons miasme *animé*, animalcule, virus, peu importe. Ce germe, ce virus, venant à se trouver dans de certaines conditions favorables à son développement, s'organise, s'anime, vit, se multiplie et voyage. Puis des conditions, contraires à son existence, venant l'entraver dans sa marche, l'atteindre dans son existence, finissent enfin par suspendre ses fonctions vitales.

Mais, me dira-t-on, d'où vient ce germe, ce virus, et une fois éteint pourquoi renaît-il? Je l'ai déjà dit: *(omnio ex* ovo), tout vient d'un œuf; puisque ce virus est animé, il a été créé, donc il existe: le germe qui donne naissance à ce virus, ne meurt pas, lui, il a sa raison d'être dans les mystères de la nature comme nous avons la nôtre. Il existe du même droit que nous existons nous-mêmes. Si on remonte à la source du choléra, on trouve son germe dans la putréfaction qui se développe sur les bords du Gange.

Le choléra n'est venu en Europe que depuis que les Russes ont communiqué avec l'Inde *par terre*. Depuis environ trois siècles que l'Europe a des relations commerciales avec l'Asie *par mer*, jamais le fléau n'avait pu traverser l'Océan. Les équipages des navires européens ont souvent été atteints du choléra, soit sur les bords du Gange, soit sur mer, et là, il ne les a quittés qu'après avoir épuisé sur eux toute son activité. Le virus cholérique s'est donc éteint sur mer faute de conditions vitales. Si on veut admettre que le virus animé du choléra peut s'attacher, comme la peste, aux marchandises et aux objets, il n'a pu y rester virtuellement vivant pendant quatre ou cinq mois, temps nécessaire à un navire pour se rendre naguère de l'Inde en Europe. Dans les deux ou trois voyages que le choléra a fait en Europe, il a constamment suivi les lignes de communication des armées Russes. Il s'est arrêté d'abord dans les localités où se fait le plus grand commerce, comme dans les villes Anséatiques, Berlin, Londres, Paris, Bordeaux, Madrid, etc. Aujourd'hui qu'il semble permanent en Europe, il est plus que probable qu'il y est acclimaté.

Le germe qui lui donne naissance peut très bien y trouver

sa condition d'être, et alors il se développe ou se ralentit, selon que les conditions atmosphériques lui sont favorables ou défavorabes.

Ainsi, sans aucun doute, la cause occasionnelle du choléra est un virus *animé*, jusqu'à présent invisible pour nous.

Les divers Virus visibles que nous connaissons, tels que ceux de la gale, de la variole, de la vaccine, de la syphilis, de la rage, etc., produisent toujours, quant au fond, les mêmes effets, à l'instar de leurs congénères, les animalcules parasites qui attaquent les végétaux. Il faut donc que les matières virulentes aient un principe de vie, puisqu'elles agissent comme les animalcules parasites : il n'y a en effet que des êtres animés qui puissent se nourrir et se régénérer de la même manière. On peut donc dire que tous les virus, visibles ou invisibles, sont de la matière animée et parasite, mais qui diffère essentiellement des poisons, des venins et des miasmes inanimés. Ces derniers se décomposent en agissant, perdent de leur activité, ne sortent pas des corps dans lesquels ils sont entrés, et ne peuvent se régénérer dans d'autres corps; ils ne peuvent donc pas voyager, ils ne sauraient donc être contagieux, soit immédiatement, soit médiatement. Ainsi, le venin des Crotales, un poison minéral, ne doivent pas être assimilés à un virus animé. Ces différents poisons se décomposent chez l'individu qu'ils atteignent, ils se bornent à lui seul, ils finissent avec lui.

Maintenant que nous avons suffisamment démontré ce qu'est le choléra comme principe, comme cause agissante; examinons-le, dès à présent, quant à ses effets, et nous verrons que, scientifiquement et pratiquement parlant, il est possible de le combattre dans ses effets et de le détruire dans son principe : puisque les virus sont animés, ils vivent ; par conséquent, ils peuvent être tués.

En considérant les symptômes que présente le choléra, nous remarquons l'abondance des matières évacuées, le ralentissement rapide de la circulation, la cessation presque complète de l'oxigénation, si bien caractérisée par le sang noir *(Cyanose)*, la prostration radicale des forces avec conservation des facultés intellectuelles.

Les grandes fonctions de circulation générale, d'hématose pulmonaire, sont altérées ; la muqueuse gastro-intestinale n'absorbe plus, elle exsude, au contraire; la muqueuse bronchique, seule, conserve toute son action.

D'après ce simple exposé, il est évident pour tout médecin anatomiste et physiologiste que le choléra, comme le dit très-bien le docteur Debreyne, doit être considéré comme une sidération du système trisplanchnique qui préside aux fonctions de nos principaux organes. Le médicament à trouver doit donc être celui qui réveillera promptement le moteur unique, c'est-à-dire le nerf grand sympathique ou trisplanchnique. Ceci admis, et c'est incontestable, tout s'enchaîne comme par enchantement pour la solution du fameux problème.

En effet, le monde entier connait aujourd'hui les effets merveilleux que nous exerçons à volonté sur le système nerveux à l'aide des éthers, du chloroforme, etc. Les moyens à l'aide desquels nous produisons ces eff ets merveilleux, nous les appelons des anti-spasmodiques ou anesthésiques.

Nous paralysons donc à volonté le système nerveux ; nous produisons en petit ce que le choléra produit en grand. Ainsi nous suspendons à volonté, pour un instant, le jeu de nos organes ; le choléra, lui, non-seulement suspend le jeu de nos organes, mais il l'entrave, il le bouleverse. C'est ainsi que l'hématose, au lieu de se continuer purement et simplement, ne s'effectue en aucune façon, et que la cyanose se manifeste immédiatement comme conséquence ; la sécrétion urinaire n'existe plus, les reins n'élaborent plus l'urine, les liquides qui viennent traverser le tube intestinal s'échappent d'eux-mêmes, par leur propre poids, sans obéir à aucune contraction.

Les effets sont bien différents, me dira-t-on? c'est vrai, ils diffèrent comme les causes ; mais le siége est absolument le même ; la voie par laquelle notre système nerveux se trouve impressionné dans l'un et l'autre cas est la même. On ne peut me refuser, comme voie d'introduction, pour impressionner le système nerveux à l'aide du chloroforme, par exemple, l'acte de la respiration, puis l'absorption. Nous percevons l'impression du choléra évidemment, et sans aucun doute, par la même voie, c'est-à-dire par l'inspiration, puis par absorption : il ne saurait en être autrement ; la porte d'entrée est donc la même. Or donc, si nous trouvons un médicamment qui agisse en sens inverse de nos anesthésiques, d'une part, en sens inverse du choléra, d'autre part ; si nous trouvons donc, dis-je, un médicament qui, au lieu de paralyser le système trisplanchnique, le surexcite, le rétablisse dans ses fonctions, n'est-il pas vrai que nous aurons résolu le problème donné?

Il ne faut pas se le dissimuler, la question du choléra, ainsi développée dans sa cause et dans ses effets, se lie intimement avec la question des maladies épiphytiques (maladie des plantes). Il y a longtemps que le vulgaire attribue instinctivement la maladie de la vigne, des pommes de terre, des betteraves, etc., au choléra.

Le virus animé, charrié par l'air, se dépose, puis se développe chez certains végétaux qui sont aptes à le recevoir ou qui lui conviennent le mieux ; une fois déposé sur les organes extérieurs, il s'y développe, s'y multiplie, puis mortifie ces premiers organes ; de là il se porte dans le tissu vasculaire par les vaisseaux capillaires, et continue ainsi sa route selon qu'il trouvve de quoi se nourrir et se développer. C'est ainsi qu'il atteint les tubercules, les racines succulentes, où la substance amidonnée, mucoso-sucrée, suffit abondamment à son entretien.

Le moyen qui atteindra le choléra chez l'homme, et dans sa cause et dans ses effets, l'atteindra également chez les plantes, comme on le verra plus loin.

Depuis longtemps on a remarqué que les ouvriers, qui, dans leur profession, maniaient du soufre, du mercure, de la poudre, des sulfures métalliques, étaient exempts de certaines maladies contagieuses ; c'est ce qui a fait dire que les personnes soumises à certains traitements médicaux étaient assurées contre le choléra. Il y a du vrai, il faut en convenir : MM. Ricord, Vidal et Robert ont constaté des immunités évidentes. C'est incontestable. L'autorité de leur nom nous suffirait, d'ailleurs, si nous n'avions pas fait les mêmes remarques.

Mais, si nous parcourons la matière médicale, nous trouvons des moyens bien autrement prophylactiques contre le choléra.

Déjà, contre les miasmes paludéens, nous avons le quinquina; contre les miasmes putrides, nous avons le chlore et les chlorures alcalins ; pourquoi, contre le virus cholérique, n'aurions-nous pas aussi des moyens prophylactiques?

Physiologiquement et chimiquement parlant, nous ne savons pas encore comment agit le quinquina contre les fièvres intermittentes , occasionnées par les miasmes paludéens; mais toujours est-il qu'il agit efficacement. La reine des sciences, la belle chimie, nous explique parfaitement l'action du chlore sur les miasmes putrides.

Un miasme putride est un corps organisé quaternaire , composé d'hydrogène, de carbone, d'oxygène et d'azote. On fait intervenir le chlore, qui est très-avide d'hydrogène , et qui en prend partout où il en trouve. Le miasme putride, de composé quaternaire qu'il était, devient corps ternaire en perdant tout son hydrogène. Voilà comment le chlore purifie une atmosphère chargée de miasmes putrides; en un mot, d'un corps quaternaire délétère, il en fait un corps ternaire non délétère.

Eh bien, pour la destruction du virus cholérique , nous avons le soufre , les sulfures alcalins , les sulfits et les hyposulfites qui vont nous rendre un service bien plus signalé, puisqu'ils vont étendre leur action sur le règne animal et sur le règne végétal.

Lisez tous les auteurs de matière médicale, tous s'accordent à reconnaître que le soufre , les sulfures alcalins , les sulfites et les hyposulfites, ont sur l'économie animale une propriété excitante immédiate.

Par conséquent, si l'administration médicale de ces divers agens a pour effet immédiat, en se portant sur la vaste surface bronchique , de réveiller d'abord la circulation pulmonaire par l'excitation directe de la muqueuse, qui, elle-même réveille sympathiquement l'énergie du trisplanchnique , voilà notre médicament trouvé. Mais là ne se borne pas l'action du principe actif dont le soufre est la base , quant au choléra.

Ce que je viens de dire n'a trait qu'aux effets du choléra.

Relativement à la cause primordiale , au principe du choléra , le composé de soufre dont je vais parler bientôt rend le service le plus absolu : en effet, il tue le choléra en agissant comme insecticide.

Ainsi, à l'instar du chlore et des chlorures alcalins qui détruisent certains miasmes, le soufre, les sulfures alcalins, les sulfites et les hyposulfites , détruisent le virus cholérique, contre lequel le chlore et les chlorures sont impuissants. Après avoir expliqué le rôle que joue le chlore en présence des miasmes putrides, je dois nécessairement expliquer comment le soufre agit en présence du virus cholérique.

L'explication scientifique que j'ai donnée, relativement au

chlore, est écrite en toutes lettres sur les tables de la science. Il ne s'agissait donc, pour moi, que de la connaître. Quant au soufre, il n'existe rien dans la science relativement au rôle qu'il joue dans le choléra. Il m'a donc fallu faire de la science appliquée à l'art de guérir, et voici le raisonnement que je me suis fait et que je soumets exclusivement aux hommes de la science, parce qu'eux seuls sont à même de me comprendre et de me juger.

Tout d'abord je dois mentionner, d'une manière générale, que toutes les localités voisines des volcans, où le soufre est en combustion permanente, n'ont eu à enregistrer aucun cas de choléra ; toutes les fabriques , toutes les usines où l'on travaille le soufre, les sulfures métalliques , la poudre, etc. , pendant les trois invasions du choléra, ont constamment joui de très-grandes immunités.

Dans la classe pauvre, à Nevers par exemple , plusieurs cas de choléra bien constatés ont cédé à l'introduction, dans le tube digestif, de *deux coups de poudre* broyés dans du lait (la poudre est composée de soufre , nitre et charbon).

A Toulon, à Philippeville , en 1849 , le docteur Canolle , chirurgien de la marine impériale, a obtenu des cures merveilleuses et s'est guéri lui-même du choléra au moyen du soufre (Gazette des Hôpitaux).

Dans la Revue thérapeutique (juillet 1854), le docteur Debreyne se loue également, au suprême degré, de l'emploi des sulfures alcalins.

Dans le canton de Châtillon , *Nièvre* , où le choléra sévit encore avec rigueur à l'heure où j'écris, de nombreux cas de guérison ont été obtenus par le docteur Vaudrey.

Tous ces faits pratiques conduisent naturellement l'homme de science à se demander comment le soufre peut agir dans ces différentes circonstances. Si, à côté de ces faits pratiques, viennent se grouper les faits chimiques, thérapeutiques et physiologiques qui se rattachent à l'histoire du soufre, je crois que les hommes de science seront tous unanimes pour approuver mes développements, puisque, s'ils sont exacts au point de vue scientifique, j'aurai fait une analyse dont la pratique sera la synthèse.

Chimiquement parlant, le soufre est un corps électro-négatif qui renferme constamment de l'acide sulfureux (Pelouse et Fremy), le soufre en poudre principalement. Le soufre a une très-grande affinité pour l'oxigène, avec lequel il se combine, même à la température ordinaire, et, à plus forte raison, si l'on vient à l'enflammer, le produit de la combustion est du gaz acide sulfureux.

Thérapeutiquement parlant, le soufre, le gaz acide sulfureux, les sulfures, les sulfites et les hyposulfites, sont des excitants par excellence dont la médecine se sert très-avantageusement, dans les affections cutanées, par l'usage externe, dans les affections du système pulmonaire, par l'usage interne.

Physiologiquement parlant, si on introduit dans l'estomac du soufre, de la poudre, un sulfure alcalin , un sulfite , un hyposulfite, chacun de ces agents, en présence de la chaleur animale et des acides naturels contenus dans cet organe, se transformera nécessairement en acide sulfureux , dont l'action immédiate se porte , comme nous le savons déjà , sur la vaste surface bronchique , puis de là , sympathiquement, dans toute l'économie, à l'instar des diffusibles (Éther, Alcool, Rhum, etc).

Tous les physiologistes , malheureusement ils sont en petit nombre, savent cela. Les chimistes , qui sont en plus grand nombre , savent parfaitement que le soufre , les sulfures, les sulfites et les hyposulfites, en présence d'un acide, même à la température ordinaire , dégagent , plus ou moins, il est vrai, mais dégagent tous du gaz acide sulfureux. Non-seulement le même phénomène a lieu dans l'estomac , en présence des acides qui y existent naturellement, mais il est encore favorisé par la présence de chlorures alcalins et par le degré de chaleur animale.

Ainsi, le gaz acide sulfureux , soit qu'on l'inspire directement à l'état de gaz, soit qu'on le dégage lentement et graduellement dans l'estomac, produit des effets diamétralement opposés à ceux du choléra ; la théorie l'indique, la pratique le prouve tous les jours.

J'ai avancé que le gaz acide sulfureux agissait aussi comme insecticide, qu'il tuait , en un mot, le virus animé , cause occasionnelle du choléra.

Il me reste maintenant à le prouver.

J'ai mis des insectes de différents ordres dans un petit flacon, j'y ai introduit une allumette soufrée en combustion; instantanément le gaz acide sulfureux provenant de cette combustion a asphyxié, a tué tous mes insectes. Cette expérience, simple et facile à vérifier, n'a rien de concluant, me dira-t-on, contre le virus animé qui occasionne le choléra, et que nous voulons bien admettre. Soit ; je n'ai rien prouvé jusqu'à présent, je le veux bien. Mais , si on m'accorde que le choléra est occasionné par un corpuscule le plus simplement organisé possible ; si je prouve que tous les jours nous détruisons, nous tuons un corps organisé dont le microscope ne nous a pas encore donné la défuition, on reconnaîtra bien, je l'espère, que la propriété insecticide du gaz acide sulfureux peut bien s'étendre jusqu'à produire le même résnltat sur le corpuscule cholérique J'en appelle au savoir de M. Bernard, professenr de physiologie; j'en appelle à tous les industriels du nord qni fabriquent du sucre , qu'entend-on par le mot *Ferment?* Par le mot Ferment , n'entend-on pas un corps organique qui existe dans tous les sucs végétaux, qui, en se développant , détermine la fe:mentation , si préjudiciable à nos fabriques de sucre ? Jusqu'à présent, dans le règue organique, nous ne connaissons pas de principe, de corps dont l'organisation soit inférieure à ce que nous appellons *Fermeut.*

D'après M. Desmasiéres, le corps organisé que nous appelons Ferment est rangé parmi les mycodermes. Le gaz acide sulfureux s'oppose donč au développement de ces mycodermes ; il les détruit, il les tue. Ce que nous appelons *Mutisme* des sucs végétaux, c'est l'art de conserver ces sucs en mettant à profit la propriété que possède l'acide sulfureux de s'opposer au développement du Ferment.

Ainsi, les propriétés mortifères du gaz acide sulfureux

sont, chaque jour, mises à profit dans un grand nombre des industries humaines ; c'est un fait pratique. Le fait théorique, le fait scientifique, la chimie nous l'explique. Ne savons-nous pas, en effet, que l'acide sulfureux agit sur le corps organisé appelé Ferment, qu'il soit champignon ou animalcule, en lui enlevant son *Oxygène* ?

Le monde savant sait parfaitement que toutes les applications industrielles se rattachent toutes, sans exception, aux sciences que nous cultivons tous, aujourd'hui, avec tant de de succès. Dans la question du choléra, le fa't pratique a précédé le fait théorique ; mais, puisque l'exposé scientifique vient à l'appui du fait pratique observé, il faut bien se rendre à l'évidence. Il est un fait certain, c'est que, dans ma localité et dans beaucoup d'autres, plusieurs cas de choléra ont été couronnés de succès complet par l'ingestion , dans le tube digestif, d'une certaine quantité de soufre.

La physiologie, science nouvelle, nous donne l'explication la plus nette que l'on puisse desirer de la manière dont les préparations sulfureuses agissent en pareille circonstance.

Si nous appelons la thérapeutique et la chimie au secours de la physiologie, soit pour l'approuver, soit pour la désapprouver, nous constatons l'union la plus parfaite.

Enfin , la pratique vient en dernier lieu pour unir le lien de toutes ces vérités scientifiques, d'où il résulte nécessairement qu'il y a quelque chose de fondé dans ce que j'avance.

De deux choses l'une : ce que j'avance est scientifiquement vrai ou ne l'est pas. Si ce que je dis est conforme aux lois scientifiques, la pratique, c'est-à-dire les faits observés.

parlent en ma faveur ; si, au contraire, la science me dément, je suis un ignorant, un utopiste médical , et je reste avec mes faits inexpliqués.

Je ne peux pas être , il me semble , plus large ni plus généreux.

Comment. à Biches , petite commune aux environs de Châtillon, j'arrive auprès d'un jeune homme de 17 ans , qui, en me voyant, s'attache après moi : « Monsieur, ça me tortille, je gèle, ça me barre dans le ventre» ; ce jeune homme a les yeux caves, le bout du nez et les lèvres cyanosés , et on ne veut pas qu'après avoir sauvé ce jeune homme , et beaucoup d'autres que je passe sous silence, parce que je ne veux, en aucune façon , m'en prévaloir : on ne veut pas , dis-je, que j'insiste sur ma manière de voir !

Oui , je maintiens et je soutiens avoir fait prendre à plusieurs cholériques une dissolution d'hyposulfite de soude , alors que la muqueuse de l'estomac était encore susceptible d'absorber , bien entendu ; je maintiens et je soutiens que cette dissolution d'hyposulfite de soude n'agit pas par elle-même, mais bien par le dégagement lent , gradué et immédiat du gaz acide sulfureux qu'elle renferme, et qui se trouve chassé de la combinaison par les acides et les chlorures qui se trouvent naturellement contenus dans cet organe. Ce gaz acide sulfureux, une fois libre, a pour propriété médicale de porter son action sur la surface pulmonaire et sur le système trisplanchnique. L'action, la propriété du gaz acide sulfureux, étant de surexciter le nerf grand sympathique, il en résulte que nos principaux organes, qui obéissent exclusivement à ce grand moteur ; il en résulte , dis-je , que peu à peu nos organes reprennent le cours ordinaire de leurs fonctions. Avant d'employer cette dissolution d'hyposulfite de soude, je n'ai jamais manqué de conseiller un éméto-cathartique, pour réveiller la sensibilité du tube intestinal dans toute son étendue, c'est indispensable ; une diète sévère, des boissons édulcorées avec le sirop de vinaigre framboisé, complètent ordinairement le traitement,

Les médecins, les pharmaciens, comprendront facilement, je l'espère, pourquoi je donne la préférence à un hyposulfite plutôt qu'à un sulfite ou à un sulfure alcalin ? C'est tout simplement parce que les hyposulfites , en présence des acides et des chlorures de l'estomac, dégagent non-seulement du gaz acide sulfureux , mais encore parce qu'ils laissent déposer du soufre , qui , en raison de sa tenuité et de la chaleur animale, ne demande pas mieux que de se transformer en gaz acide sulfureux. Cette nouvelle quantité, ce nouveau dégagement, s'opèrent lentement, graduellement, et n'exposent pas le médecin à asphyxier son malade : la dose du médicament dont je viens de parler est subordonnée, comme toujours, à l'âge , à la constitution , etc., du sujet,

En résumé , le soufre , et certains de ses composés , ont donné des résultats satisfaisants dans le traitement du choléra,, à quelque période que ce soit.

Le soufre n'agit que par sa transformation en gaz acide sulfureux, dont l'action excitante se porte immédiatement sur le système nerveux : de plus, le gaz acide sulfureux agit comme insecticide.

Le composé de soufre qu'on doit employer de préférence est *l'Hyposulfite de soude*, par la raison que j'ai développée plus haut.

Un éméto-cathartique est indispensable pour réveiller la faculté absorbante du tube intestinal.

Si l'état algide est tellement prononcé, que toute sensibilité ait disparu, des aspirations de gaz acide sulfureux (vapeurs de soufre qui brûle), réveillent encore le malade pour un instant seulement.

L'énoncé ci-dessus est consacré :

1° Par la pratique (Vaudrey, Canolle, Debreyne, etc.) ;

2 Par la thérapeutique (Trousseau) ;

3° Par la physiologie (Bernard) ;

4° Par la chimie (Orfila , Pelouse).

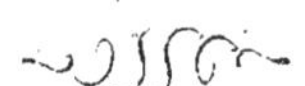

SYMPTOMES DU CHOLÉRA.

Les symptômes primitifs du choléra varient avec les habitudes, l'âge, le sexe, la constitution, etc., du sujet.

En général, il débute par un sentiment de faiblesse générale ; à ce sentiment succède la prostration radicale des forces ; un sentiment de gêne, de pesanteur à l'épigastre précède et suit ces premiers symptômes ; très-souvent des selles fréquentes, des maux de cœur, des envies de vomir, accompagnent ou succèdent à ces préliminaires. Abandonnés à eux-mêmes , les sujets ne tardent pas à ressentir des crampes, les urines deviennent rares, la chaleur abandonne les extrémités, la cyanose apparaît; l'hématose ne s'opérant plus, la mort ne tarde pas à survenir.

A quelques exceptions près, et tenant à des causes fortuites , le docteur Vaudrey s'est constamment bien trouvé des préparations de soufre dont je viens de développer la théorie.

Comme préservatif du choléra , il est on ne peut plus rationnel de prendre le matin, à jeun, une cuillerée à bouche d'une dissolution d'*Hyposulfite de soude* , dosée selon l'âge , le sexe et la force de l'individu.

Comme traitement curatif, à quelque période que ce soit, mais mieux plus tôt que plus tard :

1ª Un émélo-cathartique ;

2º Une heure après le dernier vomissement, une cuillerée à bouche d'une dissolution d'hyposulfite de soude, proportionnellement dosée comme je l'ai dit , et répétée toutes les demi-heures, jusqu'à réaction ;

5° Diète absolue et boissons acidulées avec le sirop de vinaigre framboisé.

Voilà, d'une manière générale, ce que j'ai hâte d'exposer, et ce que le temps me permet à peine de dire dans l'intérêt de ces pauvres habitants des campagnes , qui succombent faute de soins bien compris.

MALADIES ÉPIPHYTIQUES.

J'ai dit que le gaz acide sulfureux , en vertu de sa propriété insecticide, était appelé à rendre d'immenses services dans les épidémies qui sévissent sur le règne végétal.

Chacun sait que , dans le règne végétal , la respiration et la circulation s'opèrent exactement comme dans le règne animal, eu égard à la différence de structure. Anatanomiquement et physiologiquement parlant, les phénomènes sont absolument les mêmes.

Quant à un système ou à un fluide nerveux chez les plantes, que l'on pourrait comparer à notre système nerveux, à nous, c'est une question encore trop délicate pour me permettre de la traiter dans un sujet que j'ai hâte de terminer.

Je me bornerai à dire qu'il est extrêmement simple, et peu dispendieux, d'employer le gaz acide sulfureux.

En effet, l'eau dissout 50 fois son volume de ce gaz (Pelouse). Avec une dépense de 20 centimes, au plus, on peut saturer convenablement, et au-delà, un hectolitre d'eau.

Cette eau, répandue sur les plantes en pluie fine (avec une pomme d'arrosoir), offrira le moyen le plus simple, le plus commode, le plus efficace, que l'on puisse jamais découvrir. *Experire.*

CLAMECY. — CÉGRÉTIN , IMPRIMEUR.

9 782014 114621